AF463164

CAUSERIE ÉPISTOLAIRE.

LES SOCIÉTÉS
DE SECOURS MUTUELS

DANS LEURS RAPPORTS

AVEC LES MÉDECINS ET LES PHARMACIENS

A M. le Dr Amédée LATOUR

Rédacteur en chef de l'*Union médicale*, secrétaire de l'Association générale des médecins de France.

PAR M. LE Dr ASTIER

(Extrait du **JOURNAL DE MÉDECINE** de Lyon.)

LYON
IMPRIMERIE D'AIMÉ VINGTRINIER
RUE BELLE-CORDIÈRE, 14.

1865

CAUSERIE ÉPISTOLAIRE.

LES SOCIÉTÉS DE SECOURS MUTUELS

DANS LEURS RAPPORTS AVEC

LES MÉDECINS ET LES PHARMACIENS.

Cher et honoré confrère,

Permettez-moi de vous entretenir de choses que, sans doute, vous savez aussi bien que moi, sur lesquelles je serais heureux que vous eussiez la même opinion que moi, et au sujet desquelles je souhaiterais que vous prissiez la parole ou la plume, pour vous en servir assurément mieux que moi.

Il s'agit de la très-importante et très-délicate question du service médical et pharmaceutique des sociétés de secours mutuels.

Depuis le décret impérial du 26 mars 1852 qui réglemente l'assistance mutuelle, cette institution a pris un immense développement. On compte, à l'heure qu'il est, près de 5,000 sociétés régulièrement organisées, plus ou moins prospères, comprenant un total de 700,000 membres en chiffres ronds. L'article 1er du décret précité, qui porte « qu'une société de secours mutuels sera créée par les soins « du maire et du curé dans chaque commune où l'utilité en « aura été reconnue », est pris très à cœur par les agents supérieurs de l'administration qui, de toutes parts, font de leur mieux pour qu'il se réalise.

La mutualité naguère était une utopie. Dès à présent, ce n'est plus seulement une semence de civilisation confiée au sol de l'humanité par quelques laboureurs hasardeux, c'est un arbre de belle venue, aux vivaces racines, au bienfaisant ombrage, aux fruits pleins de saveur.

Cet arbre, dont le tronc est constitué par l'association de secours mutuels proprement dite, a déjà poussé de précieux rejetons dans lesquels l'ami du progrès voit avec satisfaction fleurir et fructifier une sève de charité et de concorde : orphelinats, assistance des veuves, caisses de prêts d'honneur, associations pour la réduction du prix des denrées de première nécessité, tribunaux de conciliation et assistance judiciaire, bibliothèques et conférences instructives; tels sont les corollaires que l'instruction intelligente, le zèle généreux, la persévérante volonté de quelques hommes de cœur a su rattacher à l'idée première de l'assistance mutuelle contre les chances de maladie.

En face de ces choses si incontestablement belles et bonnes, on ne peut qu'applaudir et se réjouir. Elles inaugurent, sans trouble ni menace, une ère sociale nouvelle et se substituent, dans leur réalité simple et forte autant que bienfaisante, aux chimères fantastiques et tumultueuses d'une sociologie en délire. Dans la marche que poursuit l'humanité vers les horizons, infiniment lointains peut-être, mais de jour en jour plus distincts de la terre promise de justice et d'amour, elles auront marqué le début d'une étape glorieuse, et qui ne sera certes point un des moindres lustres historiques d'un gouvernement doué d'une singulière aptitude à s'identifier avec les tendances de son époque et prodigieusement expert à leur donner satisfaction dans la mesure qui convient.

Je reprends ma comparaison de tout à l'heure. L'assistance mutuelle est un arbre en pleine croissance au développement et à la fructification duquel tout homme de bien doit s'intéresser et coopérer. Vouloir l'arracher ou le mutiler au nom d'intérêts égoïstes et mal compris serait coupable, inintelligent et d'ailleurs parfaitement inutile. Est insensé tout individu, est mal inspirée toute collection d'individus qui se prévalent d'un droit, quel qu'il puisse être, pour déclarer la guerre à une œuvre d'intérêt général venue à terme et déclarée viable par l'esprit public.

Est-ce à dire que l'arbre est parfait et ne porte que des fruits excellents? Non pas. A côté de ces fruits, il y a des épines, des dards fâcheux auxquels nos intérêts professionnels et notre dignité de médecin se déchirent parfois. Je dirai plus : ces appendices blessants de l'arbre de la mutualité n'existent que pour nous. C'est là le sujet de la thèse véritablement *épineuse* que je vais essayer de traiter ici et que je soumets, honoré confrère, à l'appréciation de votre profonde expérience des choses médicales.

I

Ce n'est pas à vous que j'apprendrai, cher confrère, je n'apprendrai à personne de mes lecteurs que la médecine est une profession ingrate autant qu'honorable. Le médecin réduit aux seules ressources de sa pratique fait péniblement honneur à ses *affaires*, mais ne fait point de brillantes *affaires* et ne se retire point des *affaires*. Il meurt sous le harnais qu'il ne dépose plus, une fois endossé, depuis l'heure où la Faculté en séance a prononcé sur lui le *Dignus intrare* jusqu'à celle où Dieu juge à propos de dire à l'ange de la suprême délivrance : *Dimitte servum !* Délie ce serviteur de l'humanité !

Telle est, à de bien rares exceptions près, la règle générale. Donc la médecine, comme métier, ne vaut pas une foule de métiers qui nous assurent le pain tranquille de nos vieux jours. C'est même assez fréquemment un sot métier, en ce qu'il ne nourrit pas son maître, pour user de l'expression proverbiale.

Ce côté précaire de la condition du médecin nous rend très-légitimement ombrageux sur tout ce qui semble menacer de nouvelles chances défavorables la rémunération de notre état, et toutes les fois qu'une voix officielle se fait entendre, célébrant en langage harmonieux « ce noble désintéressement, ce dévoûment inaltérable, ce saint amour de l'humanité qui animent le corps médical et qui jamais n'ont fait défaut à l'appel de la souffrance », nous dressons l'oreille avec inquiétude, flairant sous ces fleurs de rhétorique, — poussées sur le pupitre de quelques commis-rédacteurs en fausses manches de lustrine, horticulteur-expert ès-phraséologie d'une division de ministère ou de préfecture, — flairant, dis-je, un piége où nous courons risque de laisser de nos plumes, voire même de notre épiderme.

Il ne faut donc ni s'étonner, ni se scandaliser, si la plupart des praticiens ont vu avec une méfiance et une appréhension peu déguisées s'instituer et se multiplier les sociétés de secours mutuels, faisant de tous côtés et à l'unisson appel à « ce noble désintéressement qui..., ce dévoûment inaltérable que..., ce saint amour de l'humanité dont..... » etc., etc. Que veut-on de nous? se sont-ils demandé. — « Si cette assistance mutuelle contre les chances de maladie doit s'organiser au bénéfice du prolétariat; si l'obole qu'on nous offre en retour d'un assujettissant et rude service représente la quotité de ressources, dont l'homme vivant au jour le jour de son travail, peut disposer pour rémunérer le médecin, cette obole, pour minime qu'elle soit, nous l'accepterons sans hésitation. Et non-seulement notre fierté n'en sera pas froissée, mais pour nous, ce faible émolument pécuniaire aura une haute valeur, car il représentera l'ordre, la prévoyance, le respect de soi-même, ces belles vertus de l'homme et du citoyen, florissant enfin dans les rangs du peuple travailleur, sous le soleil de la fraternité. »

Voilà ce que chacun de nous a pensé tout d'abord. Puis un léger nuage venant à passer sur son horizon intellectuel, il a poursuivi de la sorte son soliloque mental :

« Que des ouvriers, résolus d'en finir avec cette vie d'imprévoyance qui, en cas de maladie, ne leur laisse d'autre alternative que la gêne et les dettes, ou un pénible recours à l'assistance publique, s'associent et mettent en commun la faible épargne à grand'peine prélevée sur leur salaire quotidien, pour faire face aux éventualités morbides, rien de mieux ! Et pour nous, médecins, c'est un devoir de coopérer à la réalisation d'une œuvre évidemment féconde en bons résultats moraux et matériels. Nous voici donc au service de cette digne et honnête mutualité. Mais l'admission au sein d'une société de secours mutuels à titre de *membre participant* n'étant soumise à aucune condition ni restriction particulière fondée sur la situation de fortune du candidat, qui nous garantit contre la désertion financière d'une fraction plus ou moins considérable de nos clients, empressés de mettre à profit une si belle occasion de réaliser, sur la redevance qu'ils payaient annuellement au médecin, une importante économie?... »

II

Telle était, cher et honoré confrère, l'appréhension très-légitime des médecins, appréhension très-légitimement partagée par leurs collaborateurs les pharmaciens.

Avant d'examiner dans quelle mesure l'événement a justifié les craintes des uns et des autres, permettez que, sortant un moment de mon sujet, je rappelle à votre souvenir une étude intéressante de notre savant confrère, M. le docteur Herpin (de Genève) sur la rémunération médicale.

M. Herpin, auteur d'un *Traité de l'épilepsie* devenu classique, donne ses soins à une foule de malades affectés de cette redoutable névrose. S'il en soulage beaucoup et en guérit même quelques-uns, c'est, vous le savez, au prix d'un traitement qui se mesure par des mois, parfois par des années...

Or, la nature de cette clientèle spéciale l'a conduit à préférer, pour le paiement de ses honoraires, l'abonnement annuel avec les familles à la note de visites, qui est le mode usuel de nos recouvrements. Il assure se trouver très-bien de cette façon d'agir qu'il souhaiterait voir se généraliser aussi bien dans l'intérêt de la santé publique que dans celui du corps médical.

Dans l'intérêt de la santé publique d'abord. « Sauvegarder, dans un cas donné, la vie d'un malade, calmer ses souffrances, abréger sa maladie, voilà tout ce qu'en général on demande au médecin. Quant à prévenir le mal, on ne lui en fournit presque jamais les moyens, et ce n'est que rarement qu'on le fait appeler assez tôt pour qu'il puisse faire avorter une maladie. Bien plus, dans le cours d'une maladie aiguë, il est loin d'être toujours libre de proportionner le nombre de ses visites à la gravité des cas. Il ne l'est pas toujours non plus de les continuer assez longtemps pour activer la convalescence ou prévenir une rechute... Qui n'a pas entendu quelquefois accuser injustement des hommes honorables de répéter ou de prolonger leurs visites au-delà du nécessaire? Devant la possibilité d'un soupçon semblable, un médecin délicat devient plus avare de ses soins et il s'expose ainsi au reproche de négligence... Toutes ces entraves, fâcheuses dans les maladies aiguës, sont bien autrement funestes quand il s'agit d'affections chroniques, dont les conséquences en elles-mêmes ont déjà tant de gravité. — La substitution de l'abonnement annuel à la rétribution de la visite changerait complètement le rôle du médecin. Ce nouveau rôle peut être caractérisé en deux mots : Le praticien prendrait *charge de santé* comme le bon prêtre prend charge d'âme. »

Dans l'intérêt des médecins : « L'examen que tout médecin fera de ses livres de compte lui démontrera que la charge que les honoraires médicaux imposent en moyenne annuelle au budget des familles est une dépense relativement très-minime. L'expérience lui enseigne d'ailleurs que ces mêmes familles, à leur grand détriment, n'usent des soins médicaux que d'une manière insuffisante. Ce double fait indique clairement le remède : faire contribuer plus largement le médecin à sauvegarder la santé et à prolonger l'existence, le rétribuer en raison de l'accroissement de ses soins. D'après nos calculs, les bases financières du système que nous proposons auraient pour résultat approximatif de doubler en moyenne le gain des praticiens... Nous leur demandons un surcroît de labeur qui serait amplement compensé par un accroissement d'influence, de considération et de revenu. »

Ainsi s'exprime M. le docteur Herpin, affirmant que son expérience personnelle a justifié ses calculs.

Pour établir cet abonnement annuel aux soins du médecin, la principale circonstance à prendre en considération est, sans aucun doute, le revenu des clients. « Après une longue étude de la question, et aidé de l'expérience, nous sommes arrivé à être convaincu que le taux de l'abonnement serait renfermé dans des limites équitables en le fixant entre les deux extrêmes du *centième* et du *cinquantième* du revenu de la famille. »

M. Herpin donne pour exemple les chiffres suivants :

20 à 40 fr. pour un industriel, un employé, un petit marchand dont le gain annuel s'élève à........................	2,000 f.
100 à 200 fr. pour un revenu de.........	10,000 f.
500 à 1,000 fr. pour..............	50,000 f.
1,000 à 2,000 fr. pour...................	100,000 f.

La circonstance essentielle, après la fortune, à peser dans la balance, c'est la composition de la famille. Il ne serait pas équitable, à revenu égal, de demander à un célibataire le même prix qu'à une famille.. A la campagne, la distance à parcourir serait aussi l'un des éléments principaux du taux de l'abonnement...

Par *la famille*, M. Herpin entend la communauté tout entière du foyer domestique, maîtres et serviteurs vivant sous le même toit. Dans les *soins médicaux* ne sont pas compris les grandes opérations chirurgicales, les déplacements considérables, etc., etc.

III

Je ne discuterai point, cher et honoré confrère, le système de M. Herpin, dont à peine j'ai exposé les points essentiels. Cela nous conduirait trop loin de notre sujet où nous allons rentrer, si vous le voulez bien, munis des idées et des chiffres du médecin de Genève. Cela pourra nous servir.

Mais comme on voit bien que M. Herpin exerce l'art de guérir sur les rives fortunées du Léman, pays prospère, région bénie où le paupérisme est inconnu! Vraiment,

> *Monsieur Herpin* nous forge une félicité
> Qui nous fait pleurer de tendresse,

quand il nous dit (*loc. cit.*) « Qu'il faut encourager l'indépendance des classes peu aisées en abaissant pour elles le taux des honoraires, et faire descendre l'abonnement jus- 20 francs par an. Avec une telle rémunération, le médecin fait encore de la charité, mais il la fait d'une manière qui n'entame en rien la dignité de son client... »

Que les médecins honorés de la confiance de nos sociétés de secours mutuels essaient donc de persuader aux bureaux desdites sociétés que, pour « n'entamer en rien la dignité de leurs clients sociétaires », il est convenable de fixer l'abonnement par an et par famille au minimum de 20 francs, et qu'à ce prix, le médecin « fera encore de la charité. » Ils verront comment on les recevra et de quelle bonne façon M. Henri Giraud les remettra à leur place!

Et sur ce,nous allons passer immédiatement,si vous m'en donnez congé, de M. le docteur Herpin (de Genève) à M. H. Giraud (de Niort), non pas précisément en vertu de cet axiôme que « les extrêmes se touchent », mais parce que cette transition par contraste va nous amener au cœur même de notre sujet.

IV

M. Henri Giraud est président du tribunal civil de Niort (Deux-Sèvres). Ce côté relevé et respectable de sa personne ne touche point à nos affaires et nous n'y toucherons pas. Mais M. Henri Giraud est aussi président de société de secours mutuels et directeur du principal organe de publicité de l'association mutuelle, la revue mensuelle la *Fraternité*. Comme *mutualiste* et comme publiciste, il appartient à notre discussion.

M. Henri Giraud, en tant que mutualiste mutualisant, est un homme zélé, dévoué, plein d'ardeur, jamais à bout d'expédients ni de ressources, quand il s'agit d'engendrer, nourrir ou guérir sa chère mutualité. La grande affaire pour lui, c'est que la Mutualité s'accroisse et prospère, en tout bien tout honneur, comme de juste, sauf peut-être en ce qui regarde les intérêts du corps médical et pharmaceutique, côté où il semblerait que le *per fas aut nefas*, mot d'ordre d'une ancienne et redoutable *mutualité*, ne fait point hésiter son courage.

En tant que publiciste, M. Henri Giraud, écrivain non sans mérite, a surtout celui, — si fort apprécié par Pascal, qui cherchait avant tout l'homme dans l'auteur, — de mêler, de combiner à tout moment son *moi*, tant interne qu'externe, à l'exposition de ses idées mutualisatrices. Qu'il sorte ou demeure chez lui, qu'il aille en vendanges ou aux bains de mer, qu'il veille ou qu'il dorme (quatre heures par nuit, c'est son chiffre), qu'il mange ou boive(c'est l'eau pure qui est sa boisson), qu'il caresse l'une ou l'autre de ses levrettes (c'est l'animal qu'il préfère), il vous le raconte sans apprêt à travers ses conseils et ses admonitions. Cette façon de faire est séduisante et habile. Le lecteur charmé, subjugué par cette sorte de *présence réelle* de son auteur, ne tarde pas à entrer en pleine communion de sentiment et d'idées avec lui. M. Henri Giraud a, de la sorte, réalisé un phénomène assez rare : par la familiarité engendrer l'autorité.

Or, elle est grande, l'autorité de M. Henri Giraud auprès des sociétés de secours mutuels, en majeure partie abonnées à la Revue qu'il dirige. Est-on empêché, embarrassé, perplexe, vite on a recours à lui, et il vous répond par la voie de son journal.

Il y a bien à Paris une haute Commission de surveillance des associations de secours mutuels, mais on ne se permettrait point de déranger les personnages éminents dont elle se compose; et cet auguste aréopage, pareil à la Divinité d'Epicure, n'est point importuné des criailleries des mortels et n'a point à intervenir dans leurs débats.

V

Grâce à ces qualités d'exception qui font de lui comme un apôtre et un oracle, M. Henri Giraud a pu organiser la *Société philanthropique* de Niort, dont il est président, sur le pied d'une discipline économique très-remarquable et qu'il propose sans cesse pour modèle aux autres sociétés.

C'est ainsi que trois médecins de la ville, attachés au service des trois mille quatre cents sociétaires de la *Philanthropique*, ont appris à se contenter de l'émolument, très-philanthropique, en effet, de *zéro franc, soixante-dix centimes et trois millièmes* par tête d'abonné et par an. Moyennant quoi, ils prodiguent aux immatriculés tous les soins médicaux et *chirurgicaux*, sans distinction, et sont jour et nuit à leur discrétion.

Cela est assez loin, comme vous voyez, du chiffre *minimum* de M. le docteur Herpin.

C'est ainsi que les pharmaciens de Niort ont été amenés à pourvoir de médicaments la Société philanthropique à des taux qui sont le miracle du désintéressement.

Mais de pareils miracles ne se font pas tout seuls. La nature s'y refuse, à moins d'être contrainte par une force supérieure. Permettez-moi de vous raconter le prodige un peu en détail. L'histoire en vaut la peine.

Les pharmaciens français règlent, en général, leurs prix de vente d'après le tarif de la maison Dorvault. S'ils s'en écartent, ce n'est jamais que du côté de l'atténuation, ces prix étant les prix forts. Les sociétés de secours mutuels ne pouvaient accepter les conditions de ce tarif. Il fallut en établir un tout exprès pour concilier les intérêts de la pharmacie et de la mutualité. C'est une tâche dont s'est acquitté d'une façon habile et équitable le syndicat des pharmaciens de Bordeaux. Son tarif, généralement adopté pour les fournitures aux sociétés de secours mutuels, représente un rabais de 50 pour 100 environ sur le tarif Dorvault.

Il peut arriver cependant que, malgré cette considérable diminution, les sociétés se trouvent, à la fin de l'exercice, en présence d'un *compte d'apothicaire* déplaisant, quand la maladie a donné plus fort que de coutume. Dans ce cas, on ajoute au chiffre congru de l'honoraire annuel du médecin qui succombe de fatigue une congratulation plus précieuse que l'or (noble dévouement, saint amour de l'humanité, et autres clichés en circulation). Mais ces congratulations n'ayant point cours dans le commerce de la droguerie, c'est en monnaie métallique qu'il faut payer le pharmacien, ami de l'humanité tant qu'on veut, mais aussi fournisseur ayant des engagements commerciaux à tenir.

Or, c'est en présence d'un de ces comptes menaçants que se trouva un beau, ou plutôt un mauvais jour, la Société philanthropique de Niort. Elle en trembla pour son existence! Cela ne pouvait durer ainsi, et pour que la mutualité ne courût désormais plus le risque de périr égorgée par la main de la pharmacie, on eut recours à une mesure énergique, à une véritable mesure de salut public.

« Voici, dit-on aux pharmaciens de Niort, voici le tarif du dispensaire philanthropique de Paris. Vous allez nous servir aux conditions y détaillées, *ou sinon* on verra ce qu'on a à faire. »

Vous savez, cher et honoré confrère, ce qu'est la Société philanthropique de Paris. Ce n'est point une association de secours mutuels, c'est une œuvre de pure aumône. Les pharmaciens de Niort se récrièrent, naturellement.

« Un tarif de dispensaire, dirent-ils, n'est pas un tarif

de pharmacie. Votre société n'est point, d'ailleurs, composée d'indigents traités aux frais de la charité publique. Nous ne pouvons accepter des conditions qui nous imposent un rabais de 64 pour 100 sur les prix ordinaires et ne nous attribuent aucune indemnité pour les manipulations pharmaceutiques, lesquelles, à Niort comme ailleurs, représentent du temps, du travail et du savoir-faire. »

Il n'y avait rien à répliquer à cela ; aussi ne répliqua-t-on rien. Mais, quelques jours après, les pharmaciens récalcitrants furent prévenus que la Société philanthropique était en marché pour louer un étage dans certaine maison, que dans cet étage on avait dessein de mettre des vases et bocaux garnis de drogues, plus un laboratoire, un comptoir et des balances et, au milieu de tout cela, un pharmacien diplômé qui consentait à desservir l'officine philanthropique moyennant 3,000 fr. par an.

Il était aussi vaguement question, dans ces rumeurs, d'offrir les services de la nouvelle officine à la deuxième société de secours mutuels dont est dotée la ville de Niort, et même de les étendre aux gens malaisés *et à d'autres encore*, bref, de doter la capitale des Deux-Sèvres d'une succursale de la maison dite *normale* de M. Hureaux, succursale revue, corrigée et considérablement... diminuée, quant aux prix.

Y avait-il à craindre sérieusement que ces rumeurs inquiétantes se réalisassent. La loi sur l'exercice de la pharmacie n'y mettrait-elle point empêchement? Peut-être. Mais ce *peut-être* lui-même était gros de risques. En face de ce *peut-être*, les pharmaciens se sentirent déconcertés. Sans attacher, j'aime à le croire, une importance déplacée à cette considération que leur antagoniste principal, dans la cause qui soulevait ce *peut-être*, était magistrat et chef de la magistrature locale; sans doute pensèrent-ils qu'un homme qui ne dort que quatre heures par nuit et ne boit que de l'eau appartient à la catégorie des *tenaces propositi*, de ces personnes de ferme et absolu propos que, suivant le poète, ne saurait émouvoir la ruine de l'univers..., à plus forte raison celle d'un pharmacien. — Ils cédèrent, et le miracle fut fait...

Seulement, pour se couvrir des menus coûts de l'opération et aussi pour apprendre à vivre à ces Messieurs, on exigea d'eux et l'on obtint une nouvelle réduction de 10 pour 100 sur le tarif précédemment repoussé, du dispensaire philanthropique de Paris.

Ce qui fait qu'aujourd'hui les pharmaciens de Niort servent les sociétés de secours mutuels de M. Henri Giraud avec un rabais de 67 pour 100 sur le tarif usuel, et de 70 pour 100, si l'on tient compte de la non-indemnité des manipulations pharmaceutiques.

VI

Vous pouvez penser, cher et honoré confrère, qu'aussitôt ce grand résultat obtenu, on s'empressa d'en faire part aux abonnés. Chaque Société cliente de la Revue reçut donc un tarif philanthropique avec la manière de s'en servir.

J'ai sous les yeux ce tarif que la société mutuelle de ma localité a reçu de Niort et dont elle a donné communication au pharmacien, et je le compare au tarif de la pharmacie des indigents, approuvé par M. le préfet de Saône-et-Loire. Or, le tarif des indigents cote les médicaments à 10 p. 100 au-dessus de celui de Niort et alloue des indemnités de manipulation.

Quand on réfléchit à l'économie extrême avec laquelle l'état rémunère la médecine et la pharmacie de l'assistance publique, — économie aussi stricte que peut le permettre l'axiôme toujours vrai : rien n'est cher comme le bon marché, on n'a pas besoin de commenter cette comparaison.

Ce n'est pas tout ! M. Henri Giraud n'hésite pas à penser et à écrire dans les *réflexions* qui suivent son tarif « qu'une société importante pourrait obtenir encore de « plus fortes remises ! ! !... »

Mânes de M. Argan, si vous gardâtes rancune à la corporation des apothicaires de ces *parties* exorbitantes dont M. Fleurant troublait en ce monde vos jouissances de malade imaginaire, vous devez être satisfaites ! la mutualité vous venge comme il faut !

VII

A l'égard du service médical proprement dit, M. H. Giraud ne tarit pas d'éloges sur le système de l'abonnement. Selon lui, la rétribution à la visite, quel qu'en soit le prix, est pleine de risques et grosse de mécomptes. Vous comprenez : une épidémie peut survenir et, alors, quelle x... formidable ! La prospérité, la vie même de l'association peuvent se voir compromises !...

Mais le médecin et la société sont là à deux de jeu. Lui aussi, quand on veut le lier aux chaînes ingrates de l'abonnement, peut répondre : Mais, s'il arrive une épidémie !... Quelle terrible *inconnue* à dégager ! Ma santé, ma vie peuvent y demeurer (1) !

(1) Je passe sous silence des insinuations doucereuses sur l'honorabilité médicale que pourraient ternir certaines récriminations sur le nombre des visites.

En 1863, l'*Union des médecins* de Seine-et-Oise, notifie aux sociétés de secours mutuels de ce département, qu'à partir de 1864, aucun médecin affilié à cette association médicale ne devra accepter d'abonnement, et que la rétribution à la visite sera désormais le seul mode de rémunération des sociétés envers les docteurs.

M. Giraud approuve les sociétés qui ont refusé de se soumettre à cette décision et leur garantit qu'elles trouveront bien des médecins aux conditions qu'elles préfèrent...

Au commencement de cette année, le président d'une Société, dans le département de la Loire, consulte M. Giraud sur ce qu'il faut répondre aux médecins de la localité, dont la clientèle est presque entièrement absorbée par l'association, et qui demandent que leur rétribution, par famille et par année, soit portée de 3 à 4 fr., non compris les accouchements et les grandes opérations.

M. Giraud s'empresse de répondre que les médecins, à Niort, se contentent de 2 fr. 40 par an et par famille (0,703 par individu). Pourquoi seraient-ils plus exigeants à *** ?

Le président de la Société, homme de bon sens et sans fanatisme, après avoir tout bien considéré et pesé, récrit à M. Giraud pour le remercier de sa réponse, mais lui déclare « qu'il est juste que chacun vive de son état, que les services gratuits ou mal rétribués sont ordinairement les plus onéreux, et que la Société accède à la juste réclamation de ses médecins. »

Je pourrais multiplier ces citations (1), mais à quoi bon? De tout ce que je viens d'énumérer (et de bien d'autres

(1) Le conseil que je consigne dans cette note a trait indirectement à notre compétence médicale dont il fait bon marché. Dans les cas de mort volontaire, si nous croyons devoir attester l'insanité du suicidé, le clergé lui accorde la sépulture religieuse. « Comment doit agir une société, quand un de ses membres se « suicide? » demanda-t-on à M. Henri Giraud. — En aucun cas,

preuves encore que je pourrais placer sous vos yeux), ne ressort-il pas suffisamment que le titre de la fameuse brochure de Sieyès, *Qu'est-ce que le Tiers-Etat?* pourrait être celui de cette étude, modifié de la sorte : Qu'est-ce que le service médical dans l'assistance mutuelle? — Presque tout. — Qu'est-il, au point de vue de la rémunération? Presque rien.

VIII

Qu'une Société, peu prévoyante, s'étant engagée à de trop fortes indemnités envers ses sociétaires frappés d'incapacité de travail — ou ayant inconsidérément accepté, à ses débuts, pour *faire noyau*, des hommes âgés et valétudinaires, — ou éprouvée par une mauvaise veine sanitaire, etc., etc.; se voie en proie aux embarras financiers, obligée d'entamer ses fonds de réserve, de s'endetter, que sais-je?... C'est inévitablement sur le chapitre de la rémunération médicale et pharmaceutique qu'elle cherchera à se rattraper, les autres chapitres n'étant susceptibles d'aucune réduction.

Le *Rapport à l'Empereur* pour 1863 établit que les frais de service médical coûtent en moyenne 1 fr. 95 par sociétaire pour l'année. Qu'un médecin rétribué à la visite ait le malheur de dépasser ce chiffre! Si le bureau ne lui en fait pas l'observation en termes formels, du moins il

répondit celui-ci, notre société de Niort ne rend les derniers devoirs à un suicidé, *même quand le clergé consent à l'enterrer.* — C'est d'un austère mutualiste et surtout d'un rude chrétien!

peut s'attendre à ce que le secrétaire, dans son rapport annuel, au milieu des congratulations largement dispensées à droite et à gauche, gardera, à l'endroit de ses services, un silence significatif.

Dans l'état actuel des choses, je ne crois pas médire en avançant que : tout médecin, qu'une société rétribue à l'abonnement a été, est ou sera mécontent de la situation qui lui est faite par la Société ; — toute société qui rétribue son médecin à la visite, a été, est ou sera mécontente de la situation qui lui est faite par le médecin.

IX

Soit ! Concédera-t-on ; mais les causes ?

Les causes, cher et honoré confrère, sont de l'ordre matériel et de l'ordre moral.

De l'ordre matériel : dans l'insuffisance des ressources des Sociétés. La moyenne des cotisations annuelles est de 12 fr. et quelques centimes par individu. Au taux actuel de l'argent, que faire de bon, de sérieux, de complet avec cela ? Notez que le médecin ne peut prétendre qu'au sixième de cette somme. L'expérience a démontré que s'il prélève davantage, l'équilibre est rompu et tout périclite.

Ce qui n'empêche pas des mutualistes convaincus de soutenir que l'association rurale est possible, même avec une cotisation de 20 *centimes par mois* ! — 48 sous par an pour se faire visiter par le médecin, médicamenter par le pharmacien, enterrer par qui de droit, indemniser de son chômage. Plus la gérance; plus le fonds de retraite, etc., (1)!!!

(1) Voir l'opuscule de M. Louis Durand, secrétaire du préfet du Jura : *Des sociétés mutuelles rurales.*

Quant à moi, cela confond ma raison ; et si l'on me donnait à choisir entre la solution de ce problème et la découverte de la pierre philosophale, je demanderais sans hésiter la survivance de Nicolas Flamel !

Les causes de l'ordre moral consistent essentiellement dans la participation aux avantages de l'association mutuelle concédée, *à égalité de contribution*, à qui veut y prendre part, sans distinction de fortune. Il y a là, particulièrement en ce qui regarde les honoraires médicaux, injustice et lésion. Et cette prétendue égalité n'est, à y regarder de près, qu'une inégalité choquante.

Eh quoi ! voici tel ouvrier aisé, tel patron solidement établi, tel commerçant dont les affaires vont bien, tel bon bourgeois même qui, hier, payaient à leur docteur la redevance normale et qui, aujourd'hui, de par la mutualité, prétendent le frustrer de la moitié, des deux tiers et plus de ses honoraires ? Et le médecin s'y prêtera de bonne grâce !... (1) Mais là où vous dites tout haut : *mutualité*, il articule tout bas : *coalition...*

Vous le voyez, cher et honoré confrère, le bel arbre de l'assistance mutuelle, pour revenir à ma comparaison initiale, a des épines, et des épines fort cuisantes pour la main secourable de ses médecins. Et ses fruits, ses beaux fruits que l'on vante, sont parfois piqués du ver de l'égoïsme, entachés de la tare de l'injustice... Sont-ils bien sains à ceux qui les consomment ? Leur sens moral doit il s'en trouver raffermi ou débilité ? Je pose seulement la question.

(1) Cet abus existe surtout dans les sociétés de petites et moyennes localités, où la délicatesse et l'amour-propre ne sont pas montés au même diapason que dans les grandes villes, et où l'on tient pour positif « qu'il n'y a que les honteux qui perdent. »

X

Le remède ?...

Ici soyons clair, précis, formel.

L'association mutuelle vit par deux forces de nature différente, mais très-souvent et nécessairement associées dans les affaires de ce monde : l'amour et l'argent.

L'amour en est l'âme, l'argent le nerf.

Or, elle dispose de beaucoup d'amour, si l'on en croit ses zélateurs, mais de peu d'argent, — toujours et surtout d'après leur dire.

Tâchons donc que l'amour batte un peu monnaie ! C'est là tout le remède.

Au commencement de la mutualité, on ne pouvait, on ne devait pas tenir ce langage. Avant tout, il fallait la rendre populaire, et le grand levier de la popularité, c'est le bon marché : demander peu, donner beaucoup.

Aujourd'hui, la mutualité est comprise, appréciée, en crédit. Elle est dans nos mœurs. L'arbre est assez vigoureux pour qu'on lui propose, dans l'intérêt de sa santé et de sa fécondité, quelques coups de sécateur.

Nous proposons de le tailler suivant le système Herpin, c'est-à-dire d'établir la cotisation proportionnelle aux ressources des membres de l'association.

La cotisation mensuelle de vingt sous est un minimum exigible seulement du manouvrier, du mercenaire vivant au jour la journée. Si l'on persiste à la maintenir comme moyenne de la cotisation égalitaire, il est impossible que la plupart des sociétés, sinon toutes, ne se trouvent point tôt ou tard en face d'une crise fâcheuse.

Je ne parle pas seulement des médecins, avec lesquels on se verra fréquemment dans des rapports froids, gênés, tendus.

Je ne propose point une contribution rigoureusement proportionnelle. — M. Herpin a reconnu lui-même qu'elle est inapplicable, — mais un certain nombre de catégories de cotisations.

Rien de plus équitable que cette méthode. Partout où il y a impôt, c'est-à-dire assurance, n'est-ce pas sur la fortune, le revenu, le chiffre des affaires réel ou présumé des assurés que leur apport au fonds commun est fixé!

Cela constituerait une vraie et solide mutualité, où l'on s'aiderait réellement les uns les autres, tandis que l'égalité absolue de cotisation relève manifestement de l'axiôme égoïste : *Chacun pour soi*. Je tiens pour certain que les sociétaires de la catégorie inférieure trouveraient plus naturel de bénéficier de la libéralité de leurs co-sociétaires participants que de profiter de l'offrande des sociétaires honoraires, laquelle n'est, pour beaucoup, qu'une aumône vue de mauvais œil.

Ces idées sont discutables, je le sais, et l'on risquerait à compter sur leur réalisation prochaine. Mais pour nous, membres de la famille médicale, un *desideratum* à remplir, sur lequel j'appelle toute l'attention des intéressés et qui vaut la peine d'une démarche collective auprès du Pouvoir, c'est l'adjonction d'un professeur en médecine et d'un professeur en pharmacie à la commission consultative chargée de la surveillance et de l'encouragement des sociétés de secours mutuels. Cette commission a pour tâche principale de vérifier les statuts des sociétés, statuts où la question de rétribution médicale et pharmaceutique tient la place la plus importante. L'adjonction que je demande est donc rigoureusement indispensable pour prévenir des mécomptes et des dissentiments regrettables et y porter remède, s'ils viennent à se produire.

XI

Je suis, cher et honoré confrère, un membre dévoué du corps médical mais aussi un sincère partisan de l'association mutuelle que je voudrais voir partout florissante et forte. Je ne désespère pas de contempler un jour, la mutualité embrassant dans son réseau tout notre territoire. Bientôt peut-être d'innombrables sociétés, développant au sein des classes populaires la santé du corps et de l'âme, se relieront en faisceau par une centralisation puissante qui leur permettra de produire d'incalculables bienfaits.

Et non-seulement je ne le redoute point pour nous médecins, mais je le désire. C'est qu'alors, nous aussi, cédant à l'instinct de la conservation, si ce n'est à la poussée du progrès, nous ne pourrons pas ne pas nous mutualiser. C'est qu'alors, chaque jeune docteur, en sortant de retirer son diplôme de chez le secrétaire de la Faculté, ira se faire inscrire chez le secrétaire de l'Association générale des médecins de France,

Que je salue de ma sympathie dévouée,

Dr H. ASTIER,

Chauffailles (Saône-et-Loire), ce 22 septembre 1865.

Lyon. — Imp. d'Aimé Vingtrinier, rue Belle-Cordière, 14.

www.ingramcontent.com/pod-product-compliance
Ingram Content Group UK Ltd.
Pitfield, Milton Keynes, MK11 3LW, UK
UKHW020233180726
13838UKWH00005B/2361

9 782329 429427